BEI GRIN MACHT SICH IHR
WISSEN BEZAHLT

AF149077

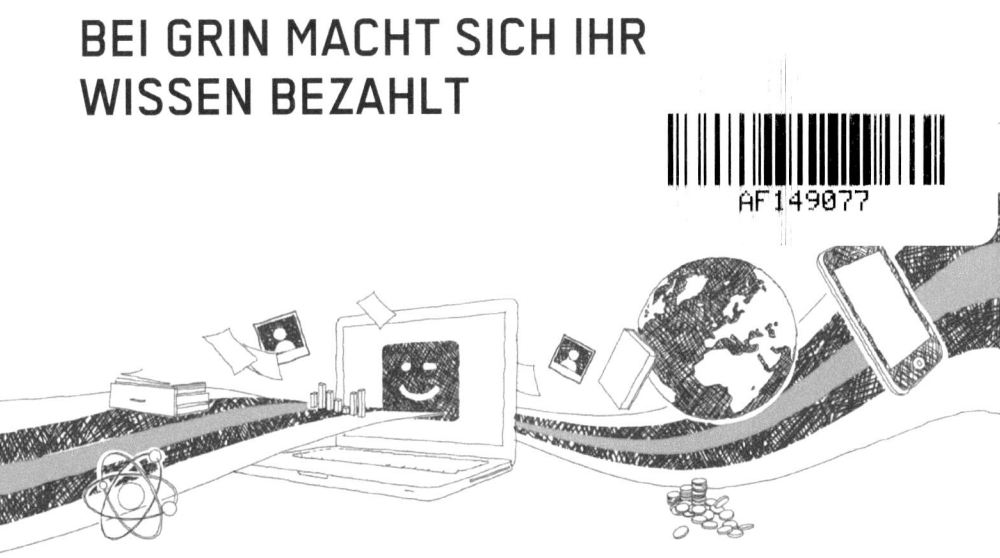

- Wir veröffentlichen Ihre Hausarbeit,
  Bachelor- und Masterarbeit

- Ihr eigenes eBook und Buch -
  weltweit in allen wichtigen Shops

- Verdienen Sie an jedem Verkauf

Jetzt bei www.GRIN.com hochladen
und kostenlos publizieren

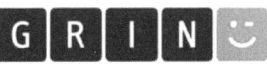

Kristina Schulte

Die Bedeutung der Infektionsprophylaxe reflektieren: Bordetella Pertussis

GRIN Verlag

Bibliografische Information der Deutschen Nationalbibliothek:

Die Deutsche Bibliothek verzeichnet diese Publikation in der Deutschen National-
bibliografie; detaillierte bibliografische Daten sind im Internet über http://dnb.d-
nb.de/ abrufbar.

Dieses Werk sowie alle darin enthaltenen einzelnen Beiträge und Abbildungen
sind urheberrechtlich geschützt. Jede Verwertung, die nicht ausdrücklich vom
Urheberrechtsschutz zugelassen ist, bedarf der vorherigen Zustimmung des Verla-
ges. Das gilt insbesondere für Vervielfältigungen, Bearbeitungen, Übersetzungen,
Mikroverfilmungen, Auswertungen durch Datenbanken und für die Einspeicherung
und Verarbeitung in elektronische Systeme. Alle Rechte, auch die des auszugsweisen
Nachdrucks, der fotomechanischen Wiedergabe (einschließlich Mikrokopie) sowie
der Auswertung durch Datenbanken oder ähnliche Einrichtungen, vorbehalten.

Impressum:

Copyright © 2009 GRIN Verlag, Open Publishing GmbH
Druck und Bindung: Books on Demand GmbH, Norderstedt Germany
ISBN: 978-3-640-99594-3

Dieses Buch bei GRIN:

http://www.grin.com/de/e-book/177560/die-bedeutung-der-infektionsprophylaxe-
reflektieren-bordetella-pertussis

GRIN - Your knowledge has value

Der GRIN Verlag publiziert seit 1998 wissenschaftliche Arbeiten von Studenten, Hochschullehrern und anderen Akademikern als eBook und gedrucktes Buch. Die Verlagswebsite www.grin.com ist die ideale Plattform zur Veröffentlichung von Hausarbeiten, Abschlussarbeiten, wissenschaftlichen Aufsätzen, Dissertationen und Fachbüchern.

Besuchen Sie uns im Internet:

http://www.grin.com/

http://www.facebook.com/grincom

http://www.twitter.com/grin_com

Bordetella Pertussis

Abgabedatum 10.12.09

Inhaltsverzeichnis

1 Einleitung

1.1 Problemstellung und Zielsetzung

Wie gefährlich kann der Verlauf von Keuchhusten bei Kleinkindern und Erwachsenen sein im Bezug darauf, dass viele Eltern ihre Kinder heutzutage nicht mehr impfen lassen und den eigenen Impfpass auch schon lange nicht mehr in der Hand gehalten haben? Können die Nebenwirkungen der Immunisierung[1] eventuell schlimmer sein als der Krankheitsverlauf? In verschiedensten Medien wird heutzutage von der „Impfmüdigkeit" berichtet. Die Bevölkerung scheint Angst vor eventuellen Nebenwirkungen einer Vakzination zu haben und sieht dazu die Kindererkrankungen als einfache Erfahrung in der Kindheit an, die jeder einmal durchmachen muss. Oft kommen nun Diskusionen auf, ob es nun generell besser ist sich impfen zu lassen oder lieber nicht.

Es stellt sich nun die Frage, ob es schwere Verläufe von Keuchhusten, gefährliche Komplikationen oder sogar Todesfälle gibt. Diese Fragen sollen in der Facharbeit beantwortet sowie Vor- und Nachteile einer Vakzination am Beispiel Keuchhusten dargestellt werden.

1.2 Weg der Problemlösung

Um den Aufbau des Keuchhustenerregers richtig verstehen zu können, wird zuerst kurz der Aufbau von gramnegativen Bakterien beschrieben.

Danach folgt die Erarbeitung der Krankheit Pertussis. Dies wird der längste Teil der Arbeit sein, da viele Aspekte berücksichtigt werden müssen, um später ein vollständiges Bild der Krankheit zu erhalten. Der Schwerpunkt wird dort auf der Klinik und den Komplikationen liegen.

Der Nächste Schritt wäre dann die Impfung gegen Pertussis sowie deren Risiken und Nebenwirkungen zu erläutern, damit am Ende der Arbeit die Wichtigkeit der Impfung einzuschätzen ist. Der letzte Punkt wird sich abschließend auf den Verdacht der „Impfmüdigkeit in Deutschland beziehen.

---

[1] Die Impfung wird auch als Immunsierung oder Vakzination bezeichnet.

2 Pertussis

2.1 Kennzeichen

2.1.1 Der allgemeine Aufbau von Bakterien

Um ein Grundverständnis von Bakterien, Prokaryonten[2], zu gewinnen, wird zunächst kurz der Aufbau von gramnegativen Bakterien[3] erläutert.

Prokaryonten besitzen im Gegensatz zu Eukaryonten[4] keine Zellorganellen und keine Kernmembran. Lediglich Ribosomen für die Proteinsynthese liegen in ihnen vor. Ihr DNS-Faden liegt direkt im Zellplasma und ist an einer Stelle mit der Zytoplasmamembran verbunden. Dies ist das Genom der Bakterie und wird als Kernäquivalent bezeichnet.

Die Zytoplasmamembran wird von einer Zellhülle, die als Murein bezeichnet wird, umgeben. Sie dient als Exoskelett, also als Stützelement. Ebenso ist die Zellhülle eine Permeabilitätsbarriere, dies bedeutet, dass große Moleküle besonders bei gramnegativen Bakterien schwer durch die Zellhülle gelangen können. Außerdem kann die Murein als Virulenzfaktor[5], angesehen werden. Fast alle Zellhüllenbestandteile können die Immunabwehr beeinflussen.

Bei gramnegativen Bakterien umgibt die Murein zusätzlich noch eine äußere Membran.

Eine Kapsel besitzen nur einige Bakterienarten. Kapseln können als Virulenzfaktoren oder Antigene wirken (Vgl. Hahn u.a., 2001, S. 19, S. 173 ff.)

2.1.2 Der Erreger

Der Keuchhusten wird durch das Bakterium Bordetella Pertussis ausgelöst.

Es gibt allerdings auch noch Bordetella Parapertussis und Bordetella Bronchiseptica, die die gleichen Symptome verursachen können, allerdings viel mildere Verläufe zeigen. Welcher

---

[2] Prokaryonten: „Einzeller, ohne abgegrenzten Zellkern, wie z.B. Bakterien, Viren" (Reuter, 2007, S.1508)

[3] Gramnegativ: Das Bakterium nimmt eine rote Färbung an. Grampositive Bakterien hingegen nehmen eine blaue Färbung an (Vgl. Reuter, 2007, S.700)

[4] Eukaryonten: Ein-oder mehrzelliger Organismus mit Zellkern und Zellmembran (Vgl. Reuter, 2007, S. 552)

[5] Virulenzfaktoren: Strukturelemente und Stoffwechselprodukte des Erregers, welche die Infektionskraft beeinflussen (Vgl. Reuter, 2007, S. 1959)

Erreger vorliegt, kann bei der sogenannten biochemischen Differenzierung herausgefunden werden, indem die Oxidationsreaktion des Erregers untersucht wird (Vgl. Hahn u.a., 2001, S. 320).

Bordetella pertussis ist ein kugelförmiges, aerobes[6] Stäbchenbakterium und gehört zu der sogenannten Hämophilusgruppe[7] (Vgl. Alexander/ Raettig, 1998, S. 196; Warrel, 1990, S. 291).

Zur Kultivierung des Erregers werden spezielle Nährmedien benötigt. Diese werden mit Substanzen angereichert die wachstumshemmenden Stoffe neutralisieren. Bordetellen sind wenig empfindlich gegen Kälte und Austrocknung, aber sehr empfindlich gegen Fettsäuren (Vgl. Warrell, 1990, S. 291; Hahn u.a., 2001, S. 321).

Wie im Abschnitt 2.1.1 beschrieben besitzen gramnegative Bakterien eine Zellmembran, darauf eine Mureinschicht und eine äußere Membran. Das Bakterium Bordetella Pertussis ist zusätzlich umgeben von einer Kapsel. Außerdem besitzt es Pili, die sogenannten Fimbrien. Die Fimbrien dienen der Anheftung an die Wirtszelle (Vgl. Hahn u.a., 2001, S. 320).

Bordetella Pertussis vermehrt sich auf zilientragenden Epithelzellen[8] der Atemwegsschleimhäute (Vgl. URL:http://www.genericassays.com/deu/prod/PI/GA_PI_D_Bordetella.pdf [11.10.2009, 19:00 Uhr]).

2.1.3 Toxine des Bordetella Pertussis-Erregers

Die äußere Membran des Erregers beinhaltet Lipooligosaccharide[9], hierbei handelt es sich um Endotoxine, die erst nach Zerstörung des Erregers freigesetzt werden.

Weitere Oberflächenstrukturen die ebenfalls als Endotoxine fungieren, sind das filamentöse Hämagglutinin und Pertactin. Das filamentöse Hämagglutinin ist ein Protein, das zur

---

[6] Aerob: Wachstum des Erregers ist nur unter Anwesenheit von Sauerstoff möglich (Reuter, 2007, S 25)

[7] Hämophilusgruppe: Gruppe kleiner, gramnegativer, unbeweglicher Bakterienstäbchen, die keine Sporen bilden (Vgl. URL:http://www.gesundheit.de/roche/index.html?c=http://www.gesundheit.de/roche/ro12500/r14788.0 00.html [11.10.2009, 18:30 Uhr]).

[8] Zilien: Flimmerhärchen (Vgl. Reuter, 2007, S.2019)

[9] Lipooligosaccharid: Oberflächenmolekül des Erregers mit antigener Wirkung (Vgl. Hahn u.a., 2001, S. 238)

Agglutination[10] von Erythrozyten führt. Pertactin ist ebenso ein Protein der äußeren Membran und ein Immunogen. Es löst somit eine Immunantwort aus und kann zur Synthese von Antikörpern verwendet werden (Vgl. Hahn u.a., 2009, S. 302 f.; Hahn u.a., 2001, S.238, S.251, S. 321, URL: http://www.mikrobiologisches-labor.de/html/d-glossar.html [07.12.09, 9:30 Uhr]).

Exotoxine sind wirtsschädigende Proteine, die von dem Erreger nach außen abgegeben werden (URL: http://www.meduniwien.ac.at/sg/files/16/315/bakterien4.pdf [07.12.09, 9:50 Uhr]).

Zu den Exotoxinen zählt man das Pertussistoxin, Adenylat-Zyklase-Toxin, Tracheale Zytotoxin und das dermonekrotische Toxin.

Auf der Abbildung 1 im Anhang kann man deutlich erkennen, dass diese Erzeugnisse außerhalb der Zelle liegen und man bekommt eine Vorstellung wie der Bordetella Pertussis Erreger aussieht.

Das Pertussistoxin hat verschiedene Wirkungen. Es ruft eine Lymphozytose[11] hervor und sensibilisiert den menschlichen Organismus gegenüber Histamin, das an der allergischen Reaktion beteiligt ist und die allergischen Symptome verursacht. Außerdem verstärkt das Toxin die Insulinausscheidung, wodurch eine Hypoglykämie[12] entsteht. Der Mechanismus, wie es zu der tussigenen[13] Wirkung durch das Pertussistoxin kommt, ist noch immer ungeklärt (Vgl. Hahn u.a., 2001, S. 321).

Zur Hemmung der Phagozytose und immunologischer Faktoren führt das Adenylat- Zyklase-Toxin. So kommt es zu einer schnelleren Infektion mit dem Erreger. Außerdem verursacht es eine Hämolyse[14] (Vgl. Hahn u.a., 2001, S. 321; Reuter, 2007, S. 245).

Das Tracheale Zytotoxin schädigt die zilientragenden Zellen des Respirationstraktes und führt zur Ziliostase[15] (Vgl. Hahn u.a., 2001, S. 321).

---

[10] Agglutination: Verklumpung der Erythrozyten (Alexander/Strete, 2006, S. 194))

[11] Lymphozytose: Erhöhung der Lymphozyten im Blut (Vgl. Reuter, 2007, S. 1101)

[12] Hypoglykämie: Blutzuckerwerte liegen unter den Normalwerten (Reuter, 2007, S.839)

[13] Tussigen: Hustenerregend (Vgl. Reuter, 2007, S. 1885)

[14] Hämolyse: Erythrozytenzerstörung (Vgl. Reuter, 2007, S.731)

[15] Ziliostase: Zerstörung der Zilien des Respirationstraktes (Vgl. URL:http://www.felinebb.info/index.asp?content=http://www.felinebb.info/DE/disease/pathogenesis/default.asp [24.11.09, 20:00 Uhr])

Eine Schädigung der Oberflächenepithele des Atemtraktes wird durch das dermonekrotische Toxin verursacht (Vgl. Reuter, 2007, S. 245). Im Tierversuch zeigen sich eine Entzündungsreaktion und Nekrosen[16] (Vgl. Hahn u.a., 2001, S. 321).

2.1.4 Der Übertragungsweg

Pertussis ist höchst ansteckend. „Etwa 80% der Kontaktpersonen eines Patienten, die nicht geimpft sind, erkranken" (URL: http://www.genericassays.com/deu/prod/PI/GA_PI_D_Bordetella.pdf [11.10.2009, 19:00 Uhr]).

Übertragen wird der Erreger über die Tröpfcheninfektion bis zu einem Abstand von 2 Metern. Kontagiös sind Patienten in der Inkubationszeit und dem Stadium catarrhale. (Vgl. URL: http://www.genericassays.com/deu/prod/PI/GA_PI_D_Bordetella.pdf [11.10.2009, 19:00 Uhr]).

2.1.5 Pathogenese

Zur Anheftung an die Zilien des Respirationstraktes besitzen die Bordetellen Fimbrien, die an der Oberfläche des Erregers sitzen. Ebenso an der Adhäsion beteiligt ist das Pertactin und das filamentöse Hämagglutinin.

Die Etablierung[17] erfolgt durch das Adenylat-Zyklase-Toxin und das tracheale Zytotoxin, welche die Resistenzmechanismen des Körpers ausschalten. Die Funktionen dieser Toxine wurden unter 2.1.3 schon aufgeführt.

Die Gewebeschädigung erfolgt hauptsächlich durch das Pertussistoxin, welches die meisten Symptome auslöst. Es wurde allerdings festgestellt, dass dieses Toxin nicht hauptsächlich für die Hustenattacken verantwortlich sein kann, da bei Bordetella Papertussis ebenso Husten auftreten kann, dieser Erreger aber kein Pertussistoxin produziert. (Vgl. Hahn u.a., 2001, S. 322).

---

[16] Nekrose: Gewebstod (Vgl. Reuter, 2007, S.1262)

[17] Etablierung: Angriff/ Ausschaltung der Immunitätsfaktoren durch den Erreger (Vgl. Hahn u.a., 2001, S. 25)

2.2   Epidemiologie

Vor den 50er Jahren breitete Pertussis sich in Epidemien aus. Nach Einführung des Impfstoffes und der Antiobiotikatherapie ging die Inzidenz zurück. In Gegenden mit niedriger Durchimpfungsrate ist Bordetella Pertussis immer noch endemisch (Vgl. Hahn u.a., 2001, S. 321; Warrell, 1990, S. 292).

Das einzige Reservoir des Erregers ist der Mensch. Erwachsene und Jugendliche stellen ein wichtiges Erregerreservoir für Kinder und Kleinkinder dar. Erwachsene haben häufig atypische Krankheitsverläufe, Pertussis wird bei ihnen nicht diagnostiziert und sie bringen somit ungeimpfte Säuglinge und Kinder in Gefahr (Vgl. URL: http://www.osl-online.de/gesundheitsamt/downloads/impftag_stiko.pdf [17.10.09, 17:10 Uhr]).

Neue Statistiken findet man im Epidemiologischen Bulletin des Robert-Koch-Institutes und auf der Internetseite des Auswärtigen Amtes. Da nur noch eine Meldepflicht in den neuen Bundesländern besteht, beziehen sich die Daten nur auf diesen Teil von Deutschland. Laut des Artikels des Robert-Koch-Institutes seien am 03.09.2007 insgesamt 12.854 Fälle von Pertussis im Zeitraum 2002 bis 2006 ermittelt worden. Die Inzidenz stieg von 2002 bis 2006 drastisch an. 2002 waren es noch 9,7 Erkrankte auf 100000 Einwohner, 2006 dann schon 34,7 Erkrankte auf 100000 Einwohner.

Die Pertussiserkrankung ist laut Studien aus England und Deutschland häufiger bei Frauen als bei Männern aufgetreten.

Martina Littmann betont in ihrem Artikel „Pertussis- wieder ein aktuelles Thema?", der auf der Internetseite des Auswärtigen Amtes zu finden ist, dass es einen Wandel in der Altersverteilung der Erkrankungen gab.

Somit seien die häufigsten Infektionen nicht mehr bei Kindern festzustellen, sondern mittlerweile bei Jugendlichen und Erwachsenen (Vgl. URL:http://www.rki.de/nn_494670/DE/Content/Infekt/EpidBull/Archiv/2007/50__07,templateId =raw,property=publicationFile.pdf/50_07.pdf [17.10.2009, 18:40 Uhr]; URL: http://www.auswaertiges-amt.de/diplo/de/Laenderinformationen/01-Laender/Gesundheitsdienst/Symposien/XIII/Littmann.pdf [17.10.2009, 18:50]).

2.3   Klinik

Die Inkubationszeit von Bordetella Pertussis beträgt 7 bis 14 Tage. Die Krankheit verläuft in verschiedenen Stadien.

Die Erkrankung beginnt mit dem Stadium catarrhale, welches 1 bis 2 Wochen andauert. Es treten Schnupfen, trockener Husten auch im Schlaf, subfebrile[18] Temperaturen und Abgeschlagenheit auf (Vgl. Hahn u.a., 2001, S. 322; Alexander/ Raettig, 1998, S. 196). Das Stadium ist kaum von einem grippalem Infekt zur unterscheiden. Die Infektiösität ist hier am höchsten (Vgl. Schaad, 1993, S. 273).

Darauf folgt das Stadium convulsivum, mit den bekannten Hustenanfällen. Es dauert etwa 3 bis 4 Wochen. Bei komplikationslosem Verlauf tritt hier kein Fieber auf. Während dieser Phase tritt ein Stakkatohusten[19] auf, bei dem der Patient häufig ein Erstickungsgefühl hat. Das Gesicht kann dabei gedunsen und gerötet oder zyanotisch, also bläulich angelaufen sein. Bei einem Anfall kann es auch zu Benommenheit und Bewusstlosigkeit kommen. Die Hustenanfälle wiederholen sich meist so oft, bis zähflüssiger Schleim austritt, oft gefolgt von Erbrechen. Nach mehreren dieser Attacken folgt oft eine kurze Apnoe[20] und Zyanose. Diese Phase bis zum Austritt des Schleimes ist in einer Fotostrecke, Abbildungen 3 bis 5, im Anhang verdeutlicht. Bei einigen Erkrankten treten Konjunktivalblutungen[21] auf, da Gefäße während des Hustens platzen können (Vgl. Alexander/ Raettig, 1998, S. 196). Die Blutungen im Auge kann man auf der Abbildung 2 im Anhang deutlich erkennen.

Das typische Keuchen tritt am Ende eines Anfalls auf, da plötzlich gegen die geschlossene Glottis[22] eingeatmet wird.

Hustenanfälle werden auch häufig durch körperliche Anstrengung oder psychische Belastungen ausgelöst.

Die dritte Phase des Keuchhustens wird Stadium decrementi genannt und dauert in etwa 6 bis 10 Wochen. Hier nimmt die Häufigkeit und die Stärke der Anfälle immer weiter ab (Vgl. URL:http://www.genericassays.com/deu/prod/PI/GA_PI_D_Bordetella.pdf [11.10.2009, 19:00 Uhr]).

2. 4   Komplikationen

Es treten verschiedene Komplikationen bei Kindern und Erwachsenen auf. Säuglinge und Kinder sind besonders oft von schweren Verläufen und Komplikationen betroffen. Es können

---

[18] Subfebrile Temperaturen: leicht erhöhte Temperaturen (Vgl. URL:http://flexikon.doccheck.com/Subfebril [24.11.09, 19:20 Uhr])

[19] Stakkatohusten: Anfallsweise auftretende Hustenstöße (Vgl. Schaad, 1993, S. 273)

[20] Apnoe: Atemstillstand (Vgl. Reuter, 2007, S.110)

[21] Konjunktivalblutung: Bindehautblutung (Vgl. Reuter, 2007, S. 979)

[22] Glottis: Stimmritze (Vgl. Reuter, 2007, S. 684)

dyspeptische Störungen[23] oder infolge von Sekundärinfektionen Pneumonien[24], Enzephalopathie[25] und Otits media[26] auftreten. In einer Studie, die im Ärzteblatt angesprochen wurde, die an Keuchhusten erkrankte Säuglinge untersuchte, sind bei 75% Pneumonien, 25% beatmungspflichtige Apnoen, 14% Krampfanfälle und 5% Enzephalopathien aufgetreten.

Die Bronchopneumonien sind vor allem bei Kleinkindern gefährlich. Ausgelöst werden diese häufig durch eine Sekundärinfektion mit Pneumokokken oder Haemophilus influenzae. Die Körpertemperatur steigt auf 38 bis 39,5°C an. Symptome die auch zwischen den Keuchhustenanfällen auftreten sind Zyanose, Atemnot und Herzrasen. Problematisch kann auch die Keuchhustenenzephalopathie sein. Hier können Fieber, neurologische Symptome wie Krämpfe und Bewusstlosigkeit auftreten. Kinder mit schweren Hustenanfällen und Pneumonie sind besonders anfällig für die Gehirnerkrankung. 1% der an Keuchhusten und Enzephalopathie leidenden Patienten müssen künstlich beatmet werden und 0,2 % sterben an der Infektion (Vgl. Alexander/ Raettig, 1998, S.197; URL:http://www.aerzteblatt.de/v4/archiv/artikel.asp?id=61447 [25.11.09, 21:00 Uhr]).

Nachdem die Enzephalopathie überstanden ist, können allerdings auch Schäden wie Lähmungen, geistige Störungen, Seh- und Hörstörungen oder Krampfanfälle zurückbleiben (Vgl. URL:http://www.medizinfo.de/kinder/infektion/keuchhusten.htm [25.11.09, 17:45 Uhr]).

Bei 25 bis 28% der erwachsenen Patienten treten Sekundärerkrankungen auf, ab 60 Jahren steigt die Häufigkeit sogar auf 40% an.

Neben Pneumonien, Otitis media, kurze Bewusstlosigkeit und Krampfanfällen konnten noch weitere Komplikationen wie Gewichtsverlust, Harninkontinenz[27], Pneumothorax[28], Rippenbrüche und Leistenbrüche bei Erwachsenen beobachtet werden (Vgl. http://www.aerzteblatt.de/v4/archiv/artikel.asp?id=61447 [25.11.09, 21:00 Uhr]).

---

[23] Dyspepsie: Verdauungsstörung (Vgl. Reuter, 2007, S.460)

[24] Pneumonie: Lungenentzündung (Vgl. Reuter, 2007, S.1478)

[25] Enzephalopathie: Nicht entzündliche Erkrankung des Gehirns mit neurologischen oder psychiatrischen Störungen (Vgl. Reuter, 2007, S. 519)

[26] Otitis media: Mittelohrentzündung (Vgl. Reuter, 2007, S.1363)

[27] Harninkontinenz: Harn kann nicht mehr gehalten werden, daher spontaner Harnabgang (Vgl. Reuter, 2007, S. 738

[28] Pneumothorax: Luftansammlung im Pleuraraum der Lunge mit teilweise oder gesamten Lungenkollaps (Vgl. Reuter, 2007, S. 1480)

2.5 Diagnostik

Es gibt verschiedene diagnostische Wege um einen Nachweis von Bordetella Pertussis zu erbringen.

Das Blutbild kann Aufschluss im Stadium convulsivum geben und ist damit nicht zur Frühdiagnostik geeignet. Es zeigt sich dort eine Leukozytose[29] mit Lymphozytose. Die Blutsenkung ist dabei allerdings normal oder nur leichtgradig erhöht (Vgl. Schaad, 1993, S. 274).

Bis vor kurzem wurde die Kultivierung von Bordetella Pertussis zur Diagnostik bevorzugt. Es wird dafür ein Abstrich des Nasopharyngealsekretes[30] mit einem Tupfer aus Alginatwatte genommen. Die Kultur wächst auf dem Bordet-Gengou-Agar, ein Kartoffel-Glycerin-Blutagar, mit Zusatz von Aktivkohle[31] und Cefalexin[32]. Der Nachweis gelingt im Stadium catarrhale, selten im Stadium convulsivum, und ist somit eine Frühdiagnostikmethode. Das züchten der Kultur dauert 3 bis 7 Tage (Vgl. Schaad, 1993, S. 274; Hahn u.a., 2001, S. 323).

Die PCR-Untersuchung ist ein neuerer Nachweis mit hoher Genauigkeit, die bei 90 bis 95% liegt und wird heutzutage der Kultivierung vorgezogen. Durch einen Nasopharyngealabstrich wird die DNA des Erregers gewonnen, in ein Labor eingeschickt und dort untersucht. Die Untersuchung dauert nur einen Tag und ist somit der Kultivierung überlegen.

Der Nachweis ist im Stadium catarrhale und im frühem Stadium convulsivum möglich (Vgl. URL: http://flexikon.doccheck.com/Pertussis [29.11.09, 19:25 Uhr]; URL: http://www.labor-limbach.de/Keuchhusten-Diagnost.146.0.html [29.11.09, 19:35 Uhr]).

Eine weitere diagnostische Möglichkeit ist die Serumuntersuchung auf Antikörper, welche allerdings häufig ungenaue Ergebnisse liefert. Sie ist frühestens im Stadium convulsivum möglich und daher keine Frühdiagnostik. Zu der Antikörperklassentrennung wird der ELISA-Test durchgeführt. Die Antikörper werden in IgG, IgM und IgA aufgeteilt. IgG und IgM lassen sich nach Impfung oder Erkrankung finden, IgA dagegen nur bei der Erkrankung an Keuchhusten (Vgl. Schaad, 1993, S. 274; URL: http://flexikon.doccheck.com/Pertussis [29.11.09, 19:25 Uhr]).

---

[29] Leukozytose: Erhöhung der Leukozyten im Blut (Vgl. Reuter, 2007, S. 1050)

[30] Nasopharyngeal: Nase und Rachen betreffend (Vgl. Reuter, 2007, S. 1255)

[31] Aktivkohle: „Aktivkohle ist ein Sammelname für eine Gruppe von künstlich hergestellten, porösen Kohlenstoffen mit einer schwammartigen Struktur"(URL: http://wasser-wissen.de/abwasserlexikon/a/aktivkohle.htm [03.12.09, 20:20 Uhr])

[32] Cefalexin: Antibiotikum (URL: http://www.infektionsnetz.at/AntibiotikaCefalexin.phtml [03.12.09, 20:25])

2.6 Therapie

Die Gabe von Antibiotika während der Inkubationszeit, im Stadium catarrhale oder im frühen Stadium convulsivum kann den Verlauf der Erkrankung positiv beeinflussen und mildern. Wird das Antibiotikum allerdings erst im Stadium convulsivum gegeben hat dieses meist kein Einfluss mehr auf Symptome, da bereits Toxine gebildet wurden.

Neugeborene bekommen Erythromicin für 7 bis 14Tage. Säuglinge ab 6 Monate, Kinder Jugendliche und Erwachsene bekommen Makrolide, entweder Clarithromycin für 7 Tage oder Azithromycin für 3 bis 5 Tage (URL: http://www.aerzteblatt.de/v4/archiv/bild.asp?id=24947 [29.11.09, 20:50 Uhr]; Hahn u.a., 2001, S. 323). Die Antibiotikagabe beendet die Infektiösität des Erkrankten. Antitussiva, Medikamente die den Husten stillen sollen, sind wirkungslos. Mukolytika, Medikamente zur Schleimlösung, können zusätzlich bei zähem Schleim gegeben werden. Ansonsten werden häufige kleine Mahlzeiten und eine ausreichende Flüssigkeitszufuhr empfohlen (Vgl. Schaad, 1993, S. 274 f.). Schwere Verläufe von Keuchhusten werden stationär betreut (Vgl. URL: http://www.aerzteblatt.de/v4/archiv/bild.asp?id=24947 [29.11.09], 20:50 Uhr).

2.7 Hygienemaßnahmen

Bei stationärem Aufenthalt muss eine Isolierung des Patienten erfolgen. Der Keuchhustenpatient sollte beim Verlassen seines Zimmers eine Maske tragen. Das Krankenhauspersonal ist angewiesen, sich bei direktem Patientenkontakt mit einem Kittel, Einmalhandschuhen und einer Maske zu schützen.

Die hygienische Händedesinfektion sollte nach Ausziehen der Einmalhandschuhe und nach Kontakt mit Sekreten erfolgen. Für Abfälle, Geschirr und die Wäsche des Patienten gelten die normalen Hygienevorschriften eines Krankenhauses (Vgl. URL: http://www.medizin.uni-tuebingen.de/uktmedia/Einrichtungen/Institute/Institut_fuer_Medizinische_Mikrobiologie_und_Hygiene-p-2862/PDF_Archiv-p-2863/Hygiene/Hygieneplan_11_08_2009-p-12097/Keuchhusten_%28Pertussis%29.pdf [29.11.09, 21:20 Uhr]).

Ansonsten sollten erkrankte Personen zuhause bleiben und vor allem keine Gemeinschaftseinrichtungen besuchen. Erst 5 Tage nach Einsetzen einer effektiven Antibiotikatherapie darf der Patient wieder außer Haus (Vgl. http://www.hygieneinspektoren.de/fachinformationen/infektionshygiene/merkblaetter/ratgeber/pertussis.pdf [29.11.09, 21:40 Uhr]).

Zuhause sollte die erkrankte Person weitestgehend isoliert werden. Die mit im Haushalt lebenden Personen sollten engen Kontakt mit dem Erkrankten vermeiden. Für alle gilt es besonders stark auf Hygiene, wie z.B. gründliches Händewaschen, zu achten. Außerdem sollte mehrmals täglich gelüftet werden (Vgl. URL:http://www.ihph.de/hygiene-kids/cmsmadesimple/cmsmadesimple/uploads/PDF/Krank_zu_Hause.pdf [29.11.09, 21:45 Uhr]).

2.8 Prävention

Seit 1995 empfiehlt die STIKO die Impfung gegen Keuchhusten für alle Altersgruppen, auf die in 3.2 genauer eingegangen wird. Eine Chemoprophylaxe mit Antibiotika, bevorzugt Makrolide, wird bei Familienmitgliedern oder Kontaktpersonen in Betracht gezogen (Vgl. Hahn, 2001, S. 324).

2.9 Meldepflicht

Eine namentliche Meldepflicht besteht lediglich in Brandenburg, Mecklenburg-Vorpommern, Sachsen, Sachsen-Anhalt und Thüringen (Vgl. URL: http://www.rki.de/DE/Content/Infekt/IfSG/Falldefinition/falldefinition__node.html?__nnn=true [29.11.09, 18:30 Uhr]).

3. Vakzination

3.1 Die Keuchhustenimpfung

Bis ca. 1995 wurden Ganzkeimimpfstoffe verwendet. Heutzutage werden pathogene[33] Bestandteile des Erregers, wie das Pertussistoxin, filamentöses Hämagglutinin, Pertactin und Fimbrien zur Herstellung des Impfstoffes genommen (Vgl. URL: http://www.rosenfluh.ch/images/stories/publikationen/arsmedici/2009-11/12_Pertussis-Impfung_11.09.pdf [11.10.09, 16:45 Uhr]).

Die ständige Impfkommission (STIKO) des Robert-Koch-Institutes empfiehlt die erste Impfung gegen Pertussis mit 2 Monaten, die 2.Impfung mit 3 Monaten, die 3. Impfung mit 4 Monaten und die 4. Impfung mit 11 bis 14 Monaten. Eine Auffrischungsimpfung sollte mit 5

---

[33] Pathogen: „krankheitserregend, krankmachend" (De Gruyter, 1982, S.898)

oder 6 Jahren erfolgen. Zwischen 9 bis 17 Jahren muss der Titer[34] überprüft werden und der Impfschutz gegebenenfalls nochmals aufgefrischt werden. Außerdem wird für alle Erwachsenen unter 60 Jahren einmalig eine Kombinationsimpfung Tdap (Tetanus, Diphtherie und Pertussis) empfohlen (Vgl. URL:http://edoc.rki.de/documents/rki_ab/reh7ZeuiN43iY/PDF/29sFAiTr0AQ8w.pdf [11.10.2009, 17:10 Uhr]).

3.2   Mögliche Nebenwirkungen der Keuchhustenimpfung

Bei der Pertussisimpfung kann es zu Nebenwirkungen kommen, die aber durch den neuen Impfstoff seltener auftreten. Möglich sind lokale Reaktionen an der Impfstelle, wie Rötung, Schwellung, Knötchenbildung, Schmerzhaftigkeit und Abszessbildung, die allerdings auch bei anderen Impfstoffen ebenso auftreten können. Ebenso kann es zu grippeähnlichen Symptomen mit Temperaturerhöhung kommen, die 1 bis 3 Tage anhalten. Ein anaphylaktischer Schock, Folge einer allergischen Reaktion auf den Impfstoff, ist auch bei dieser Impfung nicht auszuschließen. Sehr selten tritt eine Thrombozytopenie[35], oder neurologische Komplikation wie das Guillain-Barré-Syndrom[36] auf (Vgl. URL:http://www.uni-bonn.de/betriebsarzt/Texte/impfung/Diphtherie_keuchhusten.pdf [29.11.09, 19:00 Uhr]).

Frau Katja XXX, Ärztin für Allgemeinmedizin in Gehrden, hat in einem Interview ihre Erfahrungen geschildert. Sie habe bisher keine Impfnebenwirkungen, außer lokalen Reaktionen, wie leichte Rötungen der Impfstelle oder einen leichten Muskelschmerz bei ihren Patienten feststellen können.

3.3   Die „Impfmüdigkeit"

Laut dem Bericht „Impfgegner und Impfskeptiker" sind Ablehnung und Akzeptanz von Impfungen durch verschiedene Faktoren bedingt. Es spielen soziale, historische, kulturelle, ideologische und auch religiöse Ansichten eine Rolle. Viele junge Eltern nehmen auch gerne

---

[34] Titer: Letzte Verdünnungsstufe der Antikörperprobe, die eine letzte erkennbare Reaktion ergibt (Reuter, 2007, S. 1832)

[35] Thrombozytopenie: Verminderung der Blutplättchen (Vgl. URL: http://www.uni-bonn.de/betriebsarzt/Texte/impfung/Diphtherie_keuchhusten.pdf [29.11.09, 19:00 Uhr])

[36] Guillian-Barré-Syndrom: Aufsteigende Entzündung und Lähmung von Spiralnerven und der Wurzeln (Vgl. Reuter, 2007, S. 709)

einen Rat von der Familie, Bekannten, dem Arzt oder der Hebamme an, wenn es um Impfungen der Kinder geht.

Impfkritiker sagen, Impfungen seien überflüssig, schädlich oder dienen Anderen, wie der Pharmaindustrie. Sie argumentieren, dass z.b. verbesserte Hygiene und Lebensstandards schon zum Rückgang von Infektionskrankheiten geführt haben, Impfungen das Immunsystem schwächen und sogar für die Zunahme chronischer Erkrankungen verantwortlich seien.

Laut des Artikels „Impfgegner und Impfskeptiker" seien 3 bis 5% der Menschen Impfgegner. Dies beschreibt den Stand von 2004.

Vor allem alternative Medizin spielt eine weitere wichtige Rolle in Sachen Impfungen. Homöopathen nehmen häufig eine kritische Haltung gegenüber Impfungen ein. 35 bis 60% würden eine Impfung gegen Keuchhusten ablehnen (Vgl. URL:http://www.rki.de/cln_100/nn_199624/DE/Content/Infekt/Impfen/Impfstatus/Impfgegner_ _Impfskeptiker,templateId=raw,property=publicationFile.pdf/Impfgegner_Impfskeptiker.pdf [11.10.2009, 17:35 Uhr]).

Impfexperten meinen, eine ausreichende Aufklärung über die Immunisierung fehle, um die Impfraten wieder zu verbessern. So müsste der Bevölkerung der medizinische und gesellschaftliche Nutzen wieder nahegelegt werden. Außerdem werden einige Kinderärzte kritisiert, die zu den Impfgegnern gehören. Ärzte sollen daher bessere Fortbildungen zum Thema Impfung bekommen (Vgl. URL: http://www.pharmazeutische-zeitung.de/index.php?id=2404 [07.12.09, 11:10 Uhr]).

Auch zu der Impfmüdigkeit der Deutschen wurde Frau Katja XXX in dem Interview befragt. Sie meint, viele Patienten lassen sich nicht mehr immunisieren aufgrund mangelnder Aufklärung. Ebenso sollten Ärzte besser geschult werden, um die Patienten besser beraten zu können. Allerdings sei die Impfbereitschaft in letzter Zeit wieder ein wenig gestiegen und sie erwartet einen weiteren Anstieg. Dies liege daran, dass Frau XXX zu der Seite der Impfbefürworter gewechselt habe und nun ihren Patienten die Immunisierung ausdrücklich empfiehlt.

4.   Zusammenfassende Betrachtung der Ergebnisse

Nach ausführlicher Betrachtung der Erkrankung Keuchhusten ist ein ganzheitlicher Einblick in den Krankheitsverlauf und den Komplikationen, die wichtig sind zu der Auswertung der Ergebnisse, gewährt worden. Ebenso hat man einen Eindruck von der Impfung gegen Pertussis und den Risiken und Nebenwirkungen bekommen.

Es ist festzustellen, dass die Krankheit alles andere als nur eine Kinderkrankheit ist. Wem war es vorher bekannt, dass Erwachsene daran immer häufiger Erkranken, dass diese ein Reservoir darstellen und somit auch wenn sie keine Symptome zeigen, ihre Kinder anstecken können.

Es ist klar geworden, dass der Krankheitsverlauf sehr belastend und langandauernd für den Patienten ist. Gerade bei Säuglingen und Kindern kommt es oft zu sehr schweren Verläufen. Dies wird mit Sicherheit häufig unterschätzt. Keuchhusten kann erschreckend schwere Komplikationen mit sich bringen und daraufhin kann es auch zu bleibenden Störungen kommen.

Die Impfrisiken hingegen sind eher gering geworden, seitdem es den neuen Impfstoff gibt. Meist treten auch nur lokale Reaktionen auf, oder leichte grippale Symptome die nach 3 Tagen spätestens wieder abgeklungen sind. Das Risiko einen anaphylaktischen Schock zu bekommen oder an dem Guillain-Barré-Syndrom zu erkranken besteht weiterhin. Allerdings sind ganzheitlich die Risiken bei einer Impfung sehr viel geringer als bei einer Erkrankung mit Pertussis.

Sehr bedauernd ist es, dass sich viele Menschen von verschiedensten Faktoren beeinflussen lassen, wenn es um Impfungen geht. Die Meinungen gehen weit auseinander bei diesem Thema, aber anstatt sich wirklich dafür zu interessieren und sich bei neutralen wissenschaftlichen Quellen zu informieren, wird die Meinung anderer Personen, wie die des Hausarztes, Freundes oder der Familie angenommen. Zusammengefasst fehlt es auf der einen Hand an neutraler, fachlicher Aufklärung, auf der anderem Hand haben wir heutzutage zu viel Beeinflussung durch Medien, die vieles falsch oder übertrieben darstellen.

Letztlich muss jeder selbst entscheiden auf welcher Seite er steht, die der Impfgegner oder der Impfbefürworter. Man sollte sich allerdings bewusst sein, wie schwer die Erkrankung und die Komplikationen sein können und das die Risiken der Impfung dagegen eher gering anzusehen sind. Eltern sollten ebenfalls überdenken, ob sie ihrem Kind die Erkrankung zumuten möchten, denn sie stellt nicht nur eine Gefahr für den Erkrankten dar, sondern ist auch für deren Körper sehr strapazierend und langandauernd.

5 Literaturverzeichnis

Fachbücher

- Alexander, Meta/ Raettig, Hansjürgen (Hrsg.), Infektionskrankheiten, 5. überarbeitete Auflage, 1998, Stuttgart
- Alexander, Steve K./ Strete, Dennis (Hrsg.), Mikrobiologisches Grundpraktikum, 1. Auflage, 2006, München
- De Gruyter, Walter (Hrsg.), Pschyrembel Klinisches Wörterbuch, 254. neuüberarbeitete Auflage, 1982, Berlin
- Hahn, Prof. Dr. med. Helmut/Falke, Prof. Dr. med., Dietrich /Kaufmann, Prof. Dr. rer. Nat., Stefan H.E./Ullmann, Prof. Dr. med., Uwe (Hrsg.), Medizinische Mikrobiologie und Infektiologie, 4. korrigierte Auflage, 2001, Berlin
- Hahn, Prof. Dr. med., Helmut/ Kaufmann, Prof. Dr. rer. Nat., Stefan H.E./ Schulz, Prof. Dr. med., Thomas F./ Suerbaum, Prof. Dr. med. Sebastian, Medizinische Mikrobiologie und Infektiologie, 6. Auflage, 2009, Berlin
- Reuter, Dr. med. Peter (Hrsg.), Springer Klinisches Wörterbuch, 1. Auflage, 2007, Heidelberg
- Schaad, Prof. Dr. med., Urs B. (Hrsg.), Pädiatrische Infektiologie, 1. Auflage, 1993, München
- Warrel, David A. (Hrsg.), Infektionskrankheiten, 1. Auflage, 1990, Weinheim

Internetquellen

- Generic Assays GmbH, „Pertussis" in: http://www.genericassays.com/deu/prod/PI/GA_PI_D_Bordetella.pdf (11.10.2009, 19:00 Uhr)
- Heininger, Ullrich, „Pertussisimpfung bei Kindern und Erwachsenen", in: http://www.rosenfluh.ch/images/stories/publikationen/arsmedici/2009-11/12_Pertussis-Impfung_11.09.pdf, (11.10.09, 16:45 Uhr)
- Institut für Hygiene und Öffentliche Gesundheit 2009, „Hygiene - Tipps für's kranke Kind zuhause", in: http://www.ihph.de/hygiene-kids/cmsmadesimple/cmsmadesimple/uploads/PDF/Krank_zu_Hause.pdf (29.11.09, 21:45 Uhr)
- Masekowitz, Birgit, „Aufklärung statt Impfpflicht", in: http://www.pharmazeutische-zeitung.de/index.php?id=2404 (07.12.09, 11:10 Uhr)
- Meyer, C./ Reiter, S., „Impfgegner und Impfskeptiker", in: URL:http://www.rki.de/cln_100/nn_199624/DE/Content/Infekt/Impfen/Impfstatus/Impfg

egner__Impfskeptiker,templateId=raw,property=publicationFile.pdf/Impfgegner_Impfs keptiker.pdf (11.10.2009, 17:35 Uhr)

- O.A.,http://www.felinebb.info/index.asp?content=http://www.felinebb.info/DE/disease/ pathogenesis/default.asp (24.11.09, 20:00 Uhr)

- O.A., http://flexikon.doccheck.com/Subfebril (24.11.09, 19:20 Uhr)

- O.A., http://flexikon.doccheck.com/Pertussis (29.11.09, 19:25 Uhr)

- O.A., „Keuchhusten/Pertussis", in: http://www.medizinfo.de/kinder/infektion/keuchhusten.htm (25.11.09, 17:45 Uhr)

- O.A., http://wasser-wissen.de/abwasserlexikon/a/aktivkohle.htm (03.12.09, 20:20 Uhr)

- O.A., (URL: http://www.infektionsnetz.at/AntibiotikaCefalexin.phtml (03.12.09, 20:25 Uhr)

- O.A., „Keuchhustendiagnostik", in: http://www.labor-limbach.de/Keuchhusten-Diagnost.146.0.html (29.11.09, 19:35 Uhr)

- O.A., „Ratgeber Infektionskrankheiten", in: http://www.hygieneinspektoren.de/fachinformationen/infektionshygiene/merkblaetter/r atgeber/pertussis.pdf (29.11.09, 21:40 Uhr)

- O.A., http://www.meduniwien.ac.at/sg/files/16/315/bakterien4.pdf (07.12.09, 9:50 Uhr)

- O.A., http://www.uni-bonn.de/betriebsarzt/Texte/impfung/Diphtherie_keuchhusten.pdf (29.11.09, 19:00 Uhr)

- O.A., http://www.mikrobiologisches-labor.de/html/d-glossar.html (07.12.09, 09:30 Uhr)

- Littmann, Martina „Pertussis - wieder ein aktuelles Thema?", in: URL: http://www.auswaertiges-amt.de/diplo/de/Laenderinformationen/01-Laender/Gesundheitsdienst/Symposien/XIII/Littmann.pdf (17.10.2009, 18:50 Uhr)

- Riffelmann, Marion/Littmann, Martina/Hellenbrand, Wiebke/Hülße, Christel/König, Carl Heinz Wirsing, „Pertussis - nicht nur eine Kinderkrankheit" in: http://www.aerzteblatt.de/v4/archiv/artikel.asp?id=61447 (25.11.09, 21:00 Uhr)

- Riffelmann, Marion/Littmann, Martina/Hellenbrand, Wiebke/Hülße, Christel/König, Carl Heinz Wirsing, „Pertussis - nicht nur eine Kinderkrankheit" in: http://www.aerzteblatt.de/v4/archiv/bild.asp?id=24947 (29.11.09, 20:50 Uhr)

- Robert-Koch-Institut, „Epidemiologisches Bulletin Nr. 50", in: http://www.rki.de/nn_494670/DE/Content/Infekt/EpidBull/Archiv/2007/50__07,templat eId=raw,property=publicationFile.pdf/50_07.pdf (17.10.2009, 18:40 Uhr)

- Robert-Koch-Institut, „Epidemiologisches Bulletin Nr. 30" in: URL:http://edoc.rki.de/documents/rki_ab/reh7ZeuiN43iY/PDF/29sFAiTr0AQ8w.pdf (11.10.2009, 17:10 Uhr)

- Robert-Koch-Institut, „Falldefinitionen", in:
  http://www.rki.de/DE/Content/Infekt/IfSG/Falldefinition/falldefinition__node.html?__nn
  n=true (29.11.09, 18:30 Uhr)
- Universitätsklinikum Tübingen, „Keuchhusten (Pertussis)", in: http://www.medizin.uni-
  tuebingen.de/uktmedia/Einrichtungen/Institute/Institut_fuer_Medizinische_Mikrobiolog
  ie_und_Hygiene-p-2862/PDF_Archiv-p-2863/Hygiene/Hygieneplan_11_08_2009-p-
  12097/Keuchhusten_%28Pertussis%29.pdf (29.11.09, 21:20 Uhr)
- Urban/Fischer „Rochelexikon" in:
  http://www.gesundheit.de/roche/index.html?c=http://www.gesundheit.de/roche/ro1250
  0/r14788.000.html (11.10.2009, 18:30 Uhr)
- Weinke, Prof. Dr. Thomas, „Gastroenterologie/ Infektiologie/ Pneumologie" in:
  http://www.osl-online.de/gesundheitsamt/downloads/impftag_stiko.pdf (17.10.09,
  17:10 Uhr)

Ergänzende Bilderquellen

- „Erreger Bordetella Pertussis" in:
  http://www.infectieziektebulletin.be/uploadedImages/figuur-1-bordetella-pertuss.gif
  (02.12.09, 20:00)
- „Konjunktivalblutungen bei Pertussis" in: http://www.frauenarzt-
  ratheim.de/images/d0100103konjunktivakeuchhusten1rgbkl.jpg (02.12.09, 20:15)
- „Stadium convulsivum, Anfang eines Hustenanfalles" in:
  http://www.vaccineinformation.org/photos/pertpmh002.jpg (05.12.09, 19:45)
- „ Stadium convulsivum, Hustenanfall mit gedunsenem Gesicht" in: (URL:
  http://www.vaccineinformation.org/photos/pertpmh003.jpg (05.12.09, 19:45)
- „Stadium convulsivum, Hustenanfall mit Würgen und Schleimaustritt" in: (URL:
  http://www.vaccineinformation.org/photos/pertpmh001.jpg (05.12.09, 19:45)

6   Anhang

Frau XXX, haben Sie in letzter Zeit viele Patienten gegen Keuchhusten geimpft?

In letzter Zeit steigt die Zahl der Patienten die sich impfen lassen möchten wieder an. Dies liegt sicher daran, dass ich diese Immunsierung auch jedem ausdrücklich empfehle. Dies habe ich früher nicht getan und war auch selbst nicht geimpft.

Haben Sie bei ihren Patienten schon einmal Nebenwirkungen nach der Pertussisimpfung feststellen müssen?

Nein. Lediglich eine leichte Schwellung und ein Muskelschmerz treten ganz selten bei Patienten nach einer Impfung auf. Sonst habe ich noch keine Nebenwirkungen bei meinen Patienten feststellen können.

Was meinen Sie, woran liegt es, dass viele Menschen sich nicht mehr impfen lassen möchten?

Nach meiner Meinung liegt dies an der fehlenden Aufklärung der Patienten. Außerdem müssen die Ärzte besser geschult werden, um den Patienten umfassend beraten zu können.

Vielen Dank für das Interview.

7   Erklärung

Hiermit erkläre ich, dass ich die Facharbeit ohne fremde Hilfe angefertigt und nur die im Literaturverzeichnis angeführten Quellen verwendet habe.

Suthfeld, 10.12.09